BEI GRIN MACHT SICH IHR WISSEN BEZAHLT

- Wir veröffentlichen Ihre Hausarbeit,
  Bachelor- und Masterarbeit

- Ihr eigenes eBook und Buch -
  weltweit in allen wichtigen Shops

- Verdienen Sie an jedem Verkauf

Jetzt bei www.GRIN.com hochladen und kostenlos publizieren

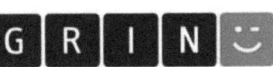

Partizipative Entscheidungsfindung bei einem Mammakarzinom. Unterstützung durch medizinische Entscheidungshilfen

Lore Krüger

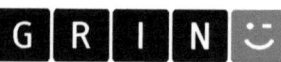

Bibliografische Information der Deutschen Nationalbibliothek:

Die Deutsche Nationalbibliothek verzeichnet diese Publikation in der Deutschen Nationalbibliografie; detaillierte bibliografische Daten sind im Internet über http://dnb.d-nb.de abrufbar.

ISBN: 9783346812391
Dieses Buch ist auch als E-Book erhältlich.

© GRIN Publishing GmbH
Nymphenburger Straße 86
80636 München

Druck und Bindung: Books on Demand GmbH, Norderstedt Germany
Gedruckt auf säurefreiem Papier aus verantwortungsvollen Quellen

Das vorliegende Werk wurde sorgfältig erarbeitet. Dennoch übernehmen Autoren und Verlag für die Richtigkeit von Angaben, Hinweisen, Links und Ratschlägen sowie eventuelle Druckfehler keine Haftung.

Das Buch bei GRIN: https://www.grin.com/document/1321965

Internationale Hochschule

Gesundheits- und Pflegepädagogik
(M.A.)

Evidenzbasierte Praxis und Prozessgestaltung im Gesundheitswesen

Prüfungsleistung:

„Entscheidungshilfen zur Unterstützung der partizipativen Entscheidungsfindung am Beispiel Mammakarzinom"

eingereicht von

Lore Krüger

Dresden, den 30.05.2022

Inhaltsverzeichnis

I. Tabellenverzeichnis

II. Abkürzungsverzeichnis

AWMF	Arbeitsgemeinschaft der Wissenschaftlichen und Medizinischen Fachgesellschaften
ÄZQ	Ärztliches Zentrum für Qualität in der Medizin
DCIS	Duktuales Carcinoma in situ
DKG	Deutsche Krebsgesellschaft
DKH	Deutsche Krebshilfe
IQWiG	Institut für Qualität und Wirtschaftlichkeit im Gesundheitswesen
MRT	Magnetresonanztherapie
PEF	Partizipative Entscheidungsfindung
RCT	Randomized controlled trial/randomisierte kontrollierte Studie
RKI	Robert Koch Institut

1 Einleitung

Brustkrebs stellt die häufigste Krebserkrankung der Frau in Deutschland dar (Vgl. DKH, 2022). Es gibt verschiedene medizinische Untersuchungsmethoden, um ein Mammakarzinom oder eine Krebsvorstufe zu diagnostizieren. Die Mammographie ist bis zum aktuellen Zeitpunkt die allgemein wirksamste Methode (Vgl. Kooperationsgemeinschaft Mammographie, 2022). Eine Entscheidung bezüglich der Behandlungsmethode sowie dem Wahrnehmen oder nicht Wahrnehmen einer medizinischen Maßnahme zu treffen, kann für Laien ohne medizinische Grundkenntnisse herausfordernd sein. Betroffene müssen umfassend über Nutzen und Risiken aufgeklärt werden, um eine informierte Entscheidung treffen zu können. Die Basis einer informierten Entscheidung bilden evidenzbasierte Informationen (Vgl. Stehr &Link, 2018, S. 167). Laut einer Studie in Deutschland stehen 76 Prozent der befragten Frauen der Mammographie-Untersuchung grundsätzlich positiv gegenüber. Jedoch zeigen sich Wissensdefizite bezüglich der Risiken und dem Nutzen der Untersuchungsmethode (Vgl. Stehr &Link, 2018, S. 169).

Um Betroffene umfassend über das Untersuchungsverfahren Mammographie aufzuklären und folgend eine partizipative Entscheidungsfindung (PEF) gewährleisten zu können, sind medizinische Entscheidungshilfen sinnvoll.

In der vorliegenden Hausarbeit wird die Thematik Entscheidungshilfen zur Unterstützung der PEF am Beispiel Mammakarzinom anhand eines fiktiven Fallbeispiels untersucht. Dabei wird der Schwerpunkt auf das Untersuchungsverfahren bzw. Screening-Programm Mammographie gelegt. Im ersten Abschnitt der Hausarbeit wird das fiktive Fallbeispiel mit Frau K. vorgestellt. Anschließend wird das Vorgehen mittels einer systematischen Literaturrecherche skizziert. Im weiteren Verlauf wird das Krankheitsbild des Mammakarzinoms und die Brustkrebs-Früherkennung durch das Mammographie-Screening dargestellt. Folgend wird die Rolle der PEF in Bezug auf Brustkrebs beschrieben. Im Anschluss wird der Nutzen von medizinischen Entscheidungshilfen abgebildet sowie zwei medizinische Entscheidungshilfen vorgestellt. Abschließend erfolgen die Diskussion und das Fazit.

Im Verlauf der Arbeit wird aufgrund der überwiegenden Häufigkeit von Brustkrebserkrankung bei Frauen im Vergleich zum Mann sowie dem fiktiven Fallbeispiel von Frau K. bei den an Brustkrebs Betroffen die weibliche Form verwendet (Vgl. DKG, 2018). Die gewählte weibliche Form bezieht sich immer zugleich auf das weibliche, männliche und diverse Geschlecht.

2   Vorstellung Fallbeispiel

Folgendes fiktives Fallbeispiel bildet die Grundlage:

Frau K. ist 49 Jahre alt und lebt mit ihrem Partner zusammen in Dresden. Vor drei Jahren sind sie in eine gemeinsame Wohnung gezogen. Beide sind sehr kommunikative, offene Menschen und genießen die Zeit mit gemeinsamen Freunden gern bei einem Spieleabend. Frau K. trinkt in geselligen Runden gern Wein und raucht eine Zigarette. Sie arbeitet seit mehr als zwanzig Jahren als Erzieherin in einem Kindergarten. Eigene Kinder hat Frau K. nicht. Vor einigen Tagen hat sie zufällig einen kleinen Knoten in ihrer linken Brust getastet. Da Frau K. gesund ist und keine weiteren Nebenerkrankungen hat, machte sie sich vorerst keine Sorgen. Sie hatte von Freundinnen schon des Öfteren von Knoten in der Brust gehört, welche unbedenklich waren und nach nur kurzer Zeit von selbst wieder verschwunden sind. Da der Knoten in der linken Brust jedoch nach einigen Tagen nicht verschwindet, fängt Frau K. an sich Sorgen zu machen. Sie vereinbart einen Termin bei ihrer Gynäkologin. Die Ärztin führt eine Tastuntersuchung bei Frau K. durch und empfiehlt ihr anschließend eine Mammographie durchführen zu lassen. Frau K. ist verunsichert, da sie von dieser Untersuchung noch nie zuvor gehört hat und sich Sorgen macht, das doch etwas nicht mit ihr stimmt. Die Ärztin klärt Frau K. über das Untersuchungsverfahren auf und erinnert sie im gleichen Zug daran, dass sie ab dem nächsten Jahr alle zwei Jahre zum Mammographie-Screening zur Vorsorge von Brustkrebs eingeladen wird (Vgl. Bundesministerium für Gesundheit, 2016). Anschließend vereinbart sie einen Termin mit einer radiologischen Praxis und händigt Frau K. eine Informationsbroschüre zum Thema Früherkennung von Brustkrebs aus. Nach dem Lesen der Broschüre kommen Frau K. weitere Fragen auf. Zuhause angekommen fängt Frau K. an im Internet zu recherchieren. Dabei findet sie heraus, dass bei dem Mammographie-Screening vermehrt auffällige Befunde festgestellt werden und sich im Nachhinein bei dem Großteil der untersuchten Frauen der Verdacht als falsch herausstellt. Teilweise wurden Frauen nach einer Überdiagnose sogar unnötig medizinisch behandelt (Vgl. DKH, 2022). Das irritiert Frau K. sehr. Sie fragt sich, ob ein Mammographie-Screening in ihrem Fall wirklich sinnvoll ist. Des Weiteren gehen Frau K. die Worte der Ärztin bezüglich der Teilnahme eines Mammographie-Screenings ab dem 50. Lebensjahr nicht aus dem Kopf. Frau K. wird schnell bewusst, dass sie bezüglich der Entscheidungsfindung Unterstützung benötigt.

3   Literaturrecherche

Es erfolgte eine systematische Literaturrecherche in relevanten Datenbanken. Das Ziel der Literaturrecherche lag darin, passende evidenzbasierte Literatur zu generieren, um das Thema der vorliegenden Hausarbeit „Entscheidungshilfen zur Unterstützung der partizipativen Entscheidungsfindung am Beispiel Mammakarzinom" zu bearbeiten. Dabei wurden Schlagwörter, wie beispielsweise „breast cancer", „Screening", „Brustkrebs", „Vorsorgeuntersuchung" und

„Mammographie" sowie „Medizinische Entscheidungshilfen", „Patient Decision Aids" und „Shared Decision Making" genutzt.

Im Rahmen der vorliegenden Hausarbeit wurde nach einer Leitlinie für Brustkrebs recherchiert. Dabei konnte eine Leitlinie mit der Klassifikation S3 zum Thema Früherkennung, Diagnostik, Therapie und Nachsorge des Mammakarzinoms identifiziert werden. Leitlinien sprechen Empfehlungen für die medizinische Versorgung aus und basieren auf dem aktuellsten Stand der Medizin. Besonders für medizinisches Personal im Gesundheitswesen nehmen Leitlinien einen elementaren Stellenwert bezüglich der Thematik Entscheidungshilfen ein (Vgl. Krege et al., 2021, S. 1117; Vgl. IQWiG, 2020). Um möglichst hochwertige Literatur herausfiltern zu können, wurde sich an sogenannte Evidenzstufen orientiert. Die S3-Leitlinie verwendet die Evidenzgraduierung nach Oxford in der Version 2009. Die Evidenzstufen werden kurz dargestellt, wobei die einzelnen Evidenzstufen im Original weitere Unterstufen aufweisen (Vgl. DKG, DKH, AWMF, 2021, S. 179-180).

Tabelle 1: Evidenzgraduierung nach Oxford

Evidenzstufe	Beurteilung
1	Systematisches Review auf der Basis kontrollierter randomisierter Studien (RCTs)
2	Systematisches Review auf der Basis von Kohortenstudien
3	Systematisches Review auf der Basis von Fall-Kontroll-Studien
4	Fallberichte
5	Expertenmeinungen

Quelle: Eigene Darstellung (verändert) in Anlehnung an Leitlinienprogramm Onkologie (DKG, DKH, AWMF), 2021, S. 179-180

Neben den fünf Evidenzstufen gibt es ebenfalls den Expertenkonsens der Leitliniengruppe der S3-Leitlinie. Die Leitliniengruppe spricht ebenfalls Statements und Empfehlungen aus, welche im Konsens erarbeitet wurden (Vgl. Leitlinienprogramm Onkologie (DKG, DKH, AWMF), 2021, S. 181). Grundsätzlich werden Leitlinien in die Klassifikationen 1-3 eingeteilt, wobei die S2-Leitlinie nochmals in S2e und S2k unterteilt werden. Dabei beruht die Klassifikation 1 ausschließlich auf den Empfehlungen von Expert*innen, wobei hingegen Stufe 3 einer strukturierten Konsensfindung zwischen einer repräsentativen Kommission und einer systematischen Literaturrecherche unterliegt. Die S3-Leitlinie weist demnach die höchste Qualität auf (Vgl. IQWiG, 2020; Vgl. ÄZQ, 2021). Es konnte ebenfalls eine Patientenleitlinie mit dem Thema „Brustkrebs im frühen Stadium" identifiziert werden, welche auf der S3-Leitlinie beruht und die dort aufgeführten Handlungsempfehlungen in eine für Patientinnen verständliche Sprache übersetzt und dementsprechend unterstützend als Entscheidungshilfe für Patientinnen zur Verfügung steht (Vgl. Albert et al., 2018, S. 8-9). Aufgrund des begrenzten Umfangs wurde im Verlauf der vorliegenden Hausarbeit nicht detaillierter auf die Patientenleitlinie eingegangen.

Neben der systematischen Literaturrecherche in relevanten Datenbanken erfolgte zusätzlich eine Handsuche auf verschiedenen Literaturseiten, wie beispielsweise auf der Internetseite des Harding-Zentrum für Risikokompetenz und der Internetseite Patient-als-Partner von Härter, um passende Entscheidungshilfen bezüglich der Thematik Mammakarzinom zu identifizieren.

Aus der systematischen Literaturrecherche und Literatursichtung ergaben sich folgende Fragestellungen, welche im Rahmen der vorliegenden Hausarbeit bearbeitet wurden: „Wie können Frauen effektiv in der Entscheidungsfindung unterstützt werden?" und „Welche Rolle spielen dabei evidenzbasierte medizinische Informationsmaterialien zum Thema Brustkrebs-Früherkennung?".

4 Das Mammakarzinom

Im folgenden Kapitel wird das Krankheitsbild des Mammakarzinoms untersucht. Dabei werden die Ursachen, Risikofaktoren und Symptome sowie die Diagnosestellung und Therapie vorgestellt. Abgeleitet davon, werden die zentralen Probleme, welche sich aus dem Krankheitsbild ergeben, betrachtet. Anschließend wird die Methode der Brustkrebs-Früherkennung, das Mammographie-Screening, erläutert, um auf die vorliegende Situation von Frau K. einzugehen.

4.1 Krankheitsbild

Brustkrebs stellt die häufigste Krebserkrankung bei Frauen dar. Männer können ebenfalls von der Erkrankung betroffen sein. Hauptsächlich kommt das Krankheitsbild jedoch bei der Frau vor. Die genauen Ursachen von Brustkrebs sind unklar. Es konnten jedoch schon einige Risikofaktoren identifiziert werden, welche einen begünstigten Einfluss auf die Entstehung von Brustkrebs haben (Vgl. DKH, 2022). Allgemein besteht ein Altersrisiko. Das bedeutet, dass das Risiko an Brustkrebs zu erkranken mit zunehmendem Alter steigt (Vgl. DKH, 2022). Das mittlere Erkrankungsalter liegt bei Frauen bei 64 Jahren (Vgl. DKG, 2017a). Laut der S3-Leitlinie, bewertet mit einer Evidenzstufe 2, stellt der wichtigste Risikofaktor das zunehmende Alter dar (Vgl. Leitlinienprogramm Onkologie (DKG, DKH, AWMF), 2021, S. 34). Das Rauchen stellt nicht nur für Lungenkrebs, sondern auch für Brustkrebs einen erheblichen Risikofaktor dar. Weibliche Hormone, wie beispielsweise Östrogen und Gestagen, können die Entstehung und Verbreitung von Krebszellen begünstigen. Sogenannte Präparate wie beispielsweise Hormonersatztherapien, welche gegen Beschwerden in den Wechseljahren eingesetzt werden, steigern durch den Einsatz dieser Hormone das Brustkrebsrisiko erheblich. Ebenfalls begünstigt eine ungesunde Lebensweise, wie beispielsweise der Konsum von Alkohol, wenig körperliche Aktivität oder Übergewicht, die Entstehung von Brustkrebs. Eine ungesunde Ernährung, wie beispielsweise der übermäßige Verzehr von fettreichen tierischen Nahrungsmitteln, begünstigt ebenfalls einen höheren Östrogenspiegel und steigert damit das Brustkrebsrisiko. Des Weiteren stellt die mammographische Dichte der Brust einen fulminanten Einflussfaktor dar (Vgl. DKG, 2017b). „Frauen mit einer hohen sogenannten mammographischen Dichte – also mit weniger Fett- und mehr Drüsen- und Bindegewebe – haben ein fünffach erhöhtes

Risiko, an Brustkrebs zu erkranken." (DKG, 2017b). Auch die Anzahl an Kindern, die eine Frau geboren hat, und wie lange diese gestillt wurden, kann Auswirkungen auf die Entstehung von Brustkrebs haben. Von der Gesamtzahl aller Brustkrebserkrankungen sind davon ca. fünf bis zehn Prozent auf eine erbliche Belastung zurückzuführen, beispielsweise durch Brustkrebsfälle innerhalb der Familie (Vgl. DKG, 2017b). Frau K. ist bestimmten Risikofaktoren für die Entstehung von Brustkrebs ausgesetzt. Das Alter sowie der gelegentliche Konsum von Alkohol und Zigaretten stellen Risikofaktoren dar. Des Weiteren hat Frau K. keine Kinder und dementsprechend auch noch nie in ihrem Leben gestillt.

Die Symptome von Brustkrebs im Anfangsstadium sind sehr unspezifisch. Öfters lässt sich ein Knoten in der Brust ertasten. Jedoch können auch eine Veränderung der Brustform oder der Haut, unklare Rötungen, Einziehungen oder Vorwölbungen an der Brust sowie der Brustwarze und unklarer Gewichtsverlust Hinweise auf Brustkrebs sein. Aufgrund der unspezifischen Symptomatik ist es deshalb in allen Fällen sehr wichtig eine*n Ärzt*in aufzusuchen und die Auffälligkeiten abklären zu lassen (Vgl. DKH, 2022).

Bezüglich der Prognose erweist es sich als elementar bösartige Erkrankungen frühzeitig zu erkennen und zu identifizieren. In vielen Fällen nimmt dies positiven Einfluss auf die Heilungs- und Überlebenschancen. Wird bei einer Untersuchung ein auffälliger Befund, wie beispielsweise ein Knoten oder eine veränderte Brustform, festgestellt, liegt ein Verdacht auf Brustkrebs vor. Es gibt verschiedene Untersuchungsverfahren, um den Verdacht auf Brustkrebs zu prüfen. Im ersten Schritt wird eine Anamnese durchgeführt. Dabei werden die aktuellen Beschwerden und wie lange diese bereits andauern erfasst. Gleichzeit wird untersucht ob und welche Vorerkrankungen bestehen, ob Medikamente eingenommen werden und welche allgemeinen Risikofaktoren für Brustkrebs vorliegen. Anschließend erfolgt eine Tastuntersuchung der Brust. Es werden ebenfalls die Achselhöhlen abgetastet, um eventuelle Lymphknotenauffälligkeiten zu erkennen, welche auf Metastasen hinweisen könnten. Liegt ein auffälliger Tastbefund vor, wird eine sogenannte Mammographie durchgeführt. Dabei handelt es sich um eine Röntgenuntersuchung, bei der zwei Bildaufnahmen von der Brust, zum einen von oben nach unten und zum anderen von der Mitte zur Seite durch das Anlegen zweier Plexiglasscheiben gemacht werden. Ergänzend können ebenfalls eine Ultraschalluntersuchung, die sogenannte Mammosonographie, oder eine Magnetresonanz-therapie (MRT) der Brust durchgeführt werden. Beide Untersuchungsverfahren gehören ebenfalls zur bildgebenden Diagnostik. Diese Untersuchungsverfahren können ergänzend zum Einsatz kommen, wenn die Mammographie kein eindeutiges Ergebnis gebracht hat. Erhärtet sich der Verdacht wird eine Gewebeentnahme, die sogenannte Biopsie, durchgeführt. Dabei soll festgestellt werden, ob der Knoten in der Brust ein Mammakarzinom ist oder einer anderen Ursache zugrunde liegt. Ausschließlich mit diesem Untersuchungsverfahren kann die Diagnose Brustkrebs gesichert werden. Des Weiteren gibt die Gewebeprobe Informationen über die Tumormerkmale, beispielsweise ob der Befund gutartig oder bösartig ist. Kommt es zur Diagnosestellung Brustkrebs schließen sich weitere Untersuchungen, wie beispielsweise die Blutentnahme und zusätzliche bildgebende Diagnostik, an. Anhand dieser Untersuchungen wird das Krankheitsstadium ermittelt. Dazu dient international die TNM-Klassifikation. Dabei steht das T für Primärtumor und beschreibt die Größe des vorliegenden Tumors. N steht für benachbarte Lymphknoten und enthält Informationen über den Befall von Metastasen in den umliegenden Lymphknoten. Das M steht für Fernmetastasen und gibt Hinweise darauf, ob Metastasen in entfernten Regionen wie beispielsweise in Lunge und Knochen vorliegen. Anhand dieser Klassifikation werden die Behandlung und Therapie des Tumors festgemacht. Diese reichen von operativen Eingriffen, über Strahlentherapie bis hin zu Chemotherapie (Vgl. DKH, 2022). Die einzelnen Behandlungsalternativen werden im Verlauf der Arbeit aufgrund des begrenzten Umfangs nicht konkretisiert.

Brustkrebs stellt die häufigste Krebserkrankung der Frau in Deutschland dar. Im Laufe des Lebens erkrankt Berechnungen zufolge ca. eine von acht Frauen an Brustkrebs (Vgl. RKI, 2021). „Fast drei von zehn betroffenen Frauen sind bei Diagnosestellung jünger als 55 Jahr alt." (RKI, 2021) Im Jahr 2018 wurden ca. 70 Tausend Neuerkrankungen festgestellt. Frauen sind dabei überwiegend betroffen. Nur ca. ein Prozent der Neuerkrankungen machten Männer aus (Vgl. RKI, 2021). Je nach Behandlungsart des Mammakarzinoms kann diese erheblichen Auswirkungen auf das Körperbild und folgend auf die psychische Gesundheit der Betroffenen haben (Vgl. Heim, 2018, S. 74).

4.2   Brustkrebs-Früherkennung durch das Mammographie-Screening

Wie bereits im Kapitel 4.1 benannt, fallen die Symptome von Brustkrebs im Anfangsstadium sehr unspezifisch auf. Allgemein ist das Ziel der Brustkrebs-Früherkennung, Brustkrebs im besten Fall bereits vor dem Auftreten von klinischen Symptomen zu identifizieren und zu detektieren (Vgl. Dreher & Bickelhaupt, 2019, S. 4-5). Brustkrebs ist bei dem Feststellen im frühen Stadium erfolgreich behandelbarer als Brustkrebs im fortgeschrittenen Stadium. Liegen bereits Metastasierungen vor, kann in den meisten Fällen nur noch palliativ behandelt werden. Aufgrund der Häufigkeit von Brustkrebs sowie der unspezifischen Symptomatik wurde angestrebt, flächendeckend Untersuchungen von asymptomatischen Frauen, in Form eines sogenannten Screening-Programms, durchzuführen (Vgl. Junkermann, 2017, S. 422). Folglich wurde im Jahr 2002 in Deutschland beschlossen, flächendeckend das sogenannte Mammographie-Screening durch die Kassenärztliche Bundesvereinigung und die Spitzenverbände der Krankenkassen durch den Beschluss des Deutschen Bundestags einzuführen (Vgl. Kooperationsgemeinschaft Mammographie, 2022; Vgl. Heindel et al., 2021, S. 126). Des Weiteren erhalten Frauen ab dem 30. Lebensjahr das Angebot einer jährlichen Tastuntersuchung (Vgl. RKI, 2021). Ziel der Brustkrebs-Früherkennung bzw. des Mammographie-Screenings ist es, Brustkrebs in einer Brustkrebsvorstufe, dem sogenannten DCIS (Duktuales Carcinoma in Situ), oder in einem möglichst frühen Stadium festzustellen, um die Mortalität zu reduzieren oder bei bestehender Erkrankung die Lebensqualität durch eine früher einsetzende Therapie zu verbessern (Vgl. DKH, 2022; Vgl. Dreher & Bickelhaupt, 2019, S. 4). Die Mammographie-Untersuchung wird dementsprechend sowohl zur Abklärung von auffälligen Befunden als auch zum Screening von symptomfreien Frauen eingesetzt (Vgl.

Kooperationsgemeinschaft Mammographie, 2022). In Deutschland werden alle Frauen im Alter zwischen 50 und 69 Jahren alle zwei Jahre zum Mammographie-Screening eingeladen. Die Teilnahme beruht auf Freiwilligkeit und wird vollständig von den Krankenkassen übernommen (Vgl. Bundesministerium für Gesundheit, 2016). Die Teilnahme am Mammographie-Screening wird mit der Evidenzstufe 1, das bedeutet auf der Grundlage von einem Systematischen Review von RCTs, in der S3-Leitlinie empfohlen (Vgl. Leitlinienprogramm Onkologie (DKG, DKH, AWMF), 2021, S. 35). Jedes Jahr erhält jeweils die Hälfte der in Frage kommenden Frauen eine Einladung zum Mammographie-Screening. Im Jahr 2018 nahmen ca. 50 Prozent der 5,7 Millionen eingeladenen Frauen am Mammographie-Screening teil. Es konnten über 17 Tausend Mammakarzinome festgestellt werden, wobei 20 Prozent davon eine Krebsvorstufe waren (Vgl. Heindel et al., 2021, S. 127). Mit der Evidenzstufe 1 spricht die S3-Leitlinie eine Empfehlung für Frauen zwischen 50 Jahren und 69 Jahren aus, am Mammographie-Screening teilzunehmen (Vgl. Leitlinienprogramm Onkologie (DKG, DKH, AWMF), 2021, S. 35).

Laut der S3-Leitlinie für Brustkrebs stellt die Mammographie die einzige Untersuchungsmethode dar, welche die Brustkrebsmortalität nachweislich verringert. Diese Aussage wurde mit der Evidenzstufe 1 belegt und hat damit höchste Aussagekraft (Vgl. Leitlinienprogramm Onkologie (DKG, DKH, AWMF), 2021, S. 35). Auf der Basis von Metaanalysen von RCTs konnte ebenfalls festgestellt werden, dass Frauen, welche regelmäßig an der Brustkrebs-Früherkennung mittels Mammographie-Screening teilgenommen haben, eine 20% niedrigere Sterblichkeit aufwiesen als Frauen, welche nicht an der Untersuchung teilnahmen (Vgl. Junkermann, 2017, S. 422). Weitere diagnostische Untersuchungen, wie beispielsweise die Mammosonographie und das MRT können ergänzend zur Mammographie eingesetzt werden, sind jeweils als alleinige Maßnahme bezüglich der Brustkrebs-Früherkennung jedoch nicht geeignet. Auch das Selbstabtasten der Brust stellt keinen Ersatz für eine Früherkennungs-Untersuchung dar (Vgl. Kooperationsgemeinschaft Mammographie, 2022). Mit der Evidenzstufe 1 unterstreicht die S3-Leitlinie ebenfalls, dass die Selbstuntersuchung der Brust nicht als alleinige Maßnahme zur Früherkennung empfohlen ist und die Mortalität dadurch nicht gesunken werden kann. Des Weiteren reicht die Mammosonographie laut Expertenkonsens nicht als alleinige Untersuchung zur Früherkennung aus (Vgl. Leitlinienprogramm Onkologie (DKG, DKH, AWMF), 2021, S. 36).

Körperbildveränderungen durch beispielsweise die operative Brustentfernung (Mastektomie) oder Bestrahlung sowie Chemotherapie stellen eine erhebliche psychosoziale Belastung für Frauen dar. Ein vermindertes Selbstwertgefühl und der negative Einfluss auf die eigene Sexualität sind dabei keine Seltenheit. Das Stadium des Tumors spielt bei der Auswahl und Art der Krebsbehandlung eine tragende Rolle (Vgl. Heim, 2018, S. 74). Durch die frühzeitige Erkennung von Brustkrebs kann ebenfalls auf eine schonendere Behandlung zurückgegriffen werden, als wenn der Tumor erst im fortgeschrittenen Stadium diagnostiziert wird. Aufgrund der Häufigkeit des Auftretens von Brustkrebs werden viele Frauen im Verlauf ihres Lebens mit dieser Erkrankung, aufgrund der eigenen Erkrankung mit Brustkrebs aber auch Erkrankungen im engsten Familien- und Freundeskreis, konfrontiert. Psychosoziale Belastungen aufgrund der Angst vor Brustkrebs können durch das Angebot von einem regelmäßigen Mammographie-Screening vermindert werden (Vgl. Junkermann, 2017, S. 424).

Ein erheblicher Nachteil der Mammographie-Untersuchung stellen Überdiagnosen und falsch-positive Verdachtsbefunde dar. Der alleinige Befund eines Mammakarzinoms gibt keine Aussage darüber, wie der Verlauf der Erkrankung ist. Teilweise versterben Frauen an ganz anderen Ursachen ohne das der klinische Befund eines Mammakarzinoms je aufgefallen wäre. Jeder diagnostizierte Brustkrebs muss behandelt werden, solange dies ebenfalls mit dem Wunsch der Patientin übereinstimmt. Bezüglich der Thematik Überdiagnosen liefern RCTs auf der Basis von Langzeitbeobachtungen Einschätzungen darüber, dass mit einer Häufigkeit von 19 Prozent aller im Screening diagnostizierten Karzinome Überdiagnosen vorliegen. Das bedeutet, dass der Krebs behandelt wurde, obwohl dieser nie entdeckt worden wäre (Vgl. Junkermann, 2017, S. 424-425). Beispielsweise gibt es Tumore, welche sehr klein sind, nicht wachsen und auch keine Beschwerden auslösen. Es ist jedoch schwer zu beurteilen, ob ein Tumor so verbleibt oder doch im Laufe der Zeit wächst. Folglich wird eine Behandlung empfohlen (Vgl. Harding-Zentrum für Risikokompetenz, 2019).

Sobald ein Verdacht auf Brustkrebs durch eine mammographische Untersuchung vorliegt, muss dieser abgeklärt werden. Auch wenn nur ein geringer Verdacht besteht, müssen vertiefende diagnostische Verfahren eingeleitet werden. Daraus resultieren teilweise auch falsch-positive Befunde, welche nach weiterer Diagnostik widerrufen werden. Falsch-positive Befunde stellen für die Betroffenen eine fulminante psychologische Belastung dar. In der Zeit zwischen den Untersuchungen müssen die Betroffenen mit der Angst leben, eventuell an Brustkrebs erkrankt zu sein, obwohl dies gar nicht der Fall ist (Vgl. Junkermann, 2017, S. 425-426).

Es existieren eine beträchtliche Anzahl von großen RCTs bezüglich der Mammographie-Untersuchung, welche bereits in den 1960er- bis 1980er Jahren größtenteils durchgeführt wurden (Vgl. Mühlhauser, 2013, S. 80). „Nur wenige medizinische Maßnahmen sind so umfassend [...] untersucht worden wie das Screening auf Brustkrebs mit der Mammographie." (Mühlhauser, 2013, S. 80).

5   Partizipative Entscheidungsfindung

Die PEF, im englischen auch „Shared Decision Making" genannt, kommt im medizinischen Setting zum Einsatz und beinhaltet die gemeinsame Entscheidungsfindung zwischen Ärzt*in und Patientin sowie ggf. weiteren an der Versorgung bzw. Behandlung Beteiligten. Die Patientin steht dabei im Mittelpunkt (Vgl. Bieber et al., 2016, S. 195; Vgl. Scholl & Hahlweg, 2021, S. 380-382). Im gemeinsamen Austausch liefert die*der Ärzt*in evidenzbasierte Informationen bezüglich Diagnostik, Behandlungsmöglichkeiten, unterschiedlichen Risiken sowie Vor- und Nachteilen. Die Patientin hingegen legt persönliche Werte, Einstellungen und Lebensumstände offen. Anschließend wird mit der Betrachtung beider Seiten ein gemeinsamer Abwägungs- und Entscheidungsprozess angestrebt (Vgl. Scholl & Hahlweg, 2021, S. 382).

Aufgrund des stetig wachsenden wissenschaftlichen Fortschrittes im medizinischen Bereich nimmt die Auswahl an Therapieoptionen zu. Das in der Vergangenheit herrschende traditionelle Rollenverständnis zwischen Ärzt*in und Patientin wurde mit der Zeit abgelehnt. Durch das Internet haben Patientinnen Zugriff auf jegliche Gesundheitsinformationen. Patientinnen gehen viel informierter in die Interaktion mit der*dem Ärzt*in und möchten dementsprechend auch aktiv an der Entscheidung beteiligt werden (Vgl. Bieber et al., 2016, S. 196). Mit dem Inkrafttreten des Patientenrechtegesetzes im Jahr 2013 in Deutschland ist die PEF gesetzlich verankert. Patientinnen haben demnach das Recht auf das Erfahren aller nötigen Informationen bezüglich der verschiedenen Behandlungsmöglichkeiten oder diagnostischen Maßnahmen (Vgl. Scholl & Hahlweg, 2021, S. 382). Die PEF spielt besonders dann eine entscheidende Rolle, wenn es mehrere Behandlungs- bzw. Entscheidungsmöglichkeiten gibt und die zu treffende Entscheidung erheblichen Einfluss auf das zukünftige Leben nimmt (Vgl. Scholl & Hahlweg, 2021, S. 383). Beispielhaft kann hier die Behandlung des Mammakarzinoms genannt werden. Operative Therapien, wie beispielsweise die Mastektomie, bringen schwerwiegende Konsequenzen mit sich, welche das Leben der Patientin massiv beeinflussen. Entscheidungen bezüglich der Behandlung sollten sorgfältig besprochen und in Form einer PEF gewählt werden. Besonders im onkologischen Setting gibt es eine fulminante Auswahl an Behandlungsmöglichkeiten und diagnostischen Maßnahmen mit verschiedenen Vor- und Nachteilen, welche Betroffene sehr verunsichern und einschüchtern können. Das Screening auf Brustkrebs gehört ebenso dazu (Vgl. Scholl & Hahlweg, 2021, S. 383). Nachdem die Gynäkologin von Frau K. die Empfehlung der Mammographie-Untersuchung zur weiteren diagnostischen Abklärung sowie das anstehende Mammographie-Screening-Programm ab dem 50. Lebensjahr ausgesprochen hat, fing Frau K. an im Internet zu recherchieren. Ihre Recherche fiel dabei sehr ernüchternd aus. Sie hat Angst vor Überdiagnosen oder falsch-positiven Befunden und möchte die daraus resultierende psychische Belastung vermeiden. Sie fragt sich, ob ein Screening sinnvoll ist, da sie ein gesunder Mensch ohne jegliche Vorerkrankungen oder erbliche Belastung ist.

Der Expertenkonsens der Leitliniengruppe der S3-Leitlinie äußert bezüglich der Thematik Mammographie-Screening, dass ein umfassendes Informationsgespräch, welches ebenfalls die Bedürfnisse, Wünsche und Sorgen der Patientinnen berücksichtigt sowie unterstützend im Entscheidungsprozess wirkt, unabdingbar ist (Vgl. Leitlinienprogramm Onkologie (DKG, DKH, AWMF), 2021, S. 35). Frau K. macht sich aufgrund der Informationen, welche sie im Internet aufgegriffen hat, viele Gedanken. Sie wirkt sehr verunsichert und bemerkt, dass sie bezüglich der Entscheidungsfindung Unterstützung benötigt und dies nicht alleine umsetzen kann. Unterstützung kann Frau K. in Form eines ärztlichen Informationsgesprächs erhalten.

Um die PEF in der Interaktion zwischen Ärzt*in und Patientin adäquat umsetzen zu können, kann die Strukturierung des Gesprächs in drei Phasen erfolgen. In der Anfangsphase, dem sogenannten

„team talk", wird der Rahmen des Gesprächs besprochen. Es wird dabei deutlich, dass eine Entscheidung bevorsteht und verschiedene Möglichkeiten bestehen. Im nächsten Schritt, dem „option talk", werden die verschiedenen Möglichkeiten und deren Nutzen, Risiken sowie Vor- und Nachteile gemeinsam besprochen. Dabei ist sicherzustellen, dass alle besprochenen Informationen vom Gegenüber verstanden und nachvollzogen werden können. In der Abschlussphase, dem „decision talk", werden alle bereits vorgestellten Möglichkeiten abgewogen und gemeinsam eine Entscheidung getroffen. Anschließend wird das weitere Vorgehen besprochen (Vgl. Bieber et al., 2016, S. 199; Vgl. Scholl & Hahlweg, 2021, S. 382). Die Bertelsmannstiftung hat von 2001 bis 2012 jährlich eine Erhebung bezüglich PEF durchgeführt. Dabei wurde deutlich, dass der überwiegende Teil der Bürger*innen in Deutschland, mit etwas mehr als 50 Prozent, als auch die befragten Ärzt*innen, mit 75 Prozent, die PEF als effiziente und wirksame Herangehensweise ansehen. Die Realität diesbezüglich sieht jedoch anders aus. Dabei äußern 37 Prozent der Betroffenen, dass zu wenig die eigenen individuellen Vorstellungen und Wünsche in die Entscheidungsfindung bezüglich der folgenden Behandlung mit einbezogen werden. Des Weiteren fühlen sich ca. die Hälfte der Betroffenen unzureichend über Vor- und Nachteile der vorgestellten Behandlungsmöglichkeiten aufgeklärt. Laut wissenschaftlichen Erkenntnissen wünschen sich Menschen, welche vor wichtigen medizinischen Entscheidungen stehen, mehr aktive Beteiligung am Prozess (Vgl. Bieber et al., 2016, S. 197). Das Angebot und die Teilnahme von Ärzt*innen und Pflegepersonal sowie weiteren an der Versorgung beteiligten Berufsgruppen an Fortbildungen, Gruppenschulungen oder auch Coaching ist elementar um PEF zu fördern (Vgl. Scholl & Hahlweg, 2021, S. 382). Nur so ist es möglich, Voraussetzungen der PEF, wie beispielsweise eine patientenzentrierte Grundhaltung sowie Offenheit und Vertrauen, gewährleisten zu können (Vgl. Bieber et al., 2016, S. 199).

Des Weiteren kann die PEF durch die Bereitstellung von Informationsmaterialien gefördert werden. Sogenannte Entscheidungshilfen geben Menschen die Möglichkeit, sich vorab über Behandlungsmöglichkeiten, diagnostische Maßnahmen etc. zu informieren. Sie liefern Informationen bezüglich Vor- und Nachteile, Nutzen und Risiken bezüglich verschiedenster medizinischer Thematiken (Vgl. Bieber et al., 2016, S. 200). Frau K. hat aufgrund der Thematik Mammographie-Untersuchung bzw. Mammographie-Screening eine Handsuche im Internet durchgeführt. Dabei wurden ausschließlich ansprechende Artikel ausgewählt und keine bewusste Sammlung von wissenschaftlichen und evidenzbasierten Materialien vorgenommen. Die gefilterten Informationen verunsichern Frau K.. Der Einsatz von evidenzbasierten Patientenmaterialien ist für Frau K. elementar, um sie umfassend über das Untersuchungsverfahren aufzuklären, Nutzen sowie Risiken gegeneinander abzuwiegen und folglich zu einer PEF zu verhelfen.

6   Medizinische Entscheidungshilfen

Medizinische Entscheidungshilfen, im englischen auch „Partient Decision Aids", verstehen sich als praktische Umsetzung von PEF und beinhalten evidenzbasiertes und standardisiertes

Informationsmaterial (Vgl. Jerosch & Linke, 2016, S. 21; Vgl. Bieber et al., 2016, S. 200). Entscheidungshilfen können in Form von Broschüren, Übersichten, in digitaler oder analoger Ausführung sein und spielen eine elementare Rolle im Entscheidungsprozess (Vgl. Bieber et al., 2016, S. 200). Sie unterstützen Ärzt*innen und Patientinnen bei der Vorbereitung und auch während der Durchführung der Beratung bezüglich bevorstehender medizinischer Entscheidungen (Vgl. Jerosch & Linke, 2016, S. 21). Besonders für Menschen ohne Fachausbildung in diesem Bereich können medizinische Entscheidungen eine enorme Herausforderung darstellen. Wenn das benötigte Wissen nicht von Grund auf vorliegt, liegt es in der menschlichen Natur sich darüber erkundigen zu wollen. Wichtig ist es, dass es sich bei der Informationssammlung um evidenzbasiertes Material handelt. Medizinische Entscheidungshilfen bieten für medizinische Laien verständliche Informationen bezüglich Behandlungsoptionen, Vor- und Nachteilen bestimmter Behandlungen, deren Nutzen sowie Risiken auf evidenzbasierter Datenbasis an (Vgl. Jerosch & Linke, 2016, S. 21). Beispielhaft kann hierbei die Patientenleitlinie Brustkrebs genannt werden. „Ziel der Verwendung von Entscheidungshilfen ist die Verbesserung der Entscheidungsqualität durch eine Stärkung der Autonomie des Patienten." (Reuter et al. 2008, S. 138) Für Ärzt*innen gibt es ebenfalls medizinische Entscheidungshilfen, wie beispielsweise die „Interdisziplinäre S3-Leitlinie für die Früherkennung, Diagnostik, Therapie und Nachsorge des Mammakarzinoms" (Vgl. Leitlinienprogramm Onkologie (DKG, DKH, AWMF), 2021).

Ein Cochrane Review mit insgesamt 115 Studien unterstreicht den Nutzen von Entscheidungshilfen (Vgl. Jerosch & Linke, 2016, S. 21). Dabei wurde deutlich, dass „[...] der Einsatz von Entscheidungshilfen zu mehr Wissen, realistischeren Erwartungen über den Erkrankungsverlauf, höhere Zufriedenheit und verbesserte Therapietreue führt." (Jerosch & Linke, 2016, S. 21) Des Weiteren bringen Entscheidungshilfen eine stärkere aktive Beteiligung bezüglich der Behandlungsentscheidungen seitens der Patientinnen (Vgl. Jerosch & Linke, 2016, S. 21). Zusammenfassend lässt sich festhalten, dass medizinische Entscheidungshilfen die Autonomie und Selbstbestimmung der Patientinnen respektiert und gleichzeitig fördert. Es existieren eine Vielzahl an unterschiedlichen Entscheidungshilfen mit unterschiedlichen medizinischen Schwerpunkten. Im weiteren Verlauf der vorliegenden Hausarbeit wird der Fokus auf die Entscheidungshilfe von Härter auf der Internetseite Patient-als-Partner zum Thema Brustkrebs Früherkennung gelegt. Folgend wird die Faktenbox des Harding-Zentrum für Risikokompetenz zum Thema Brustkrebs-Früherkennung durch Mammographie-Screening analysiert. In den folgenden Kapiteln der Hausarbeit werden die beiden medizinischen Entscheidungshilfen als Überblick vorgestellt. Für einen vertieften Einblick wird auf die Internetseiten des Harding-Zentrum für Risikokompetenz sowie Patient-als-Partner verwiesen.

6.1 Medizinische Entscheidungshilfe zur Brustkrebs-Früherkennung von Härter

In der Entscheidungshilfe „Brustkrebs Früherkennung" von Härter geht es um die Mammographie-Untersuchung zur Früherkennung. Dabei werden zum einen wissenschaftliche Fakten und Erkenntnisse sowie persönliche Erfahrungen und Meinungen von Frauen, welche bereits mit der Thematik in Berührung standen, vorgestellt (Vgl. Nationales Netzwerk Frauen und Gesundheit, 2011, S. 4-5).

Es wird darüber aufgeklärt, was die Mammographie ist und wie diese durchgeführt wird, wobei zwischen der diagnostischen Mammographie und der Früherkennungsmammographie unterschieden wird. Dabei wird die diagnostische Mammografie beispielsweise bei einem auffälligen Tastbefund über die*den Gynäkolog*in empfohlen. Die Früherkennungsmammographie hingegen stellt das sogenannte Brustkrebs-Screening zwischen dem 50. und 69. Lebensjahr dar (Vgl. Nationales Netzwerk Frauen und Gesundheit, 2011, S. 12). Frau K. ist hierbei von beiden Varianten betroffen. Zum einen wird ihr von ihrer Gynäkologin die Mammographie aufgrund ihres Knotens in der Brust empfohlen und zum anderen erhält sie ab dem nächsten Lebensjahr die Einladung zum Mammographie-Screening-Programm.

In der medizinischen Entscheidungshilfe werden die Früherkennungsmethoden des Abtastens, der Selbstuntersuchung, der Ultraschalluntersuchung und das MRT erläutert. Es werden Fragen aufgegriffen und beantwortet, welche sich ein medizinischer Laie stellen könnte, beispielsweise ob Frauen auch durch eine Mammographie geschädigt werden können. Des Weiteren lässt sich eine Grafik identifizieren, welche den Nutzen der Mammographie anhand des Vergleiches zwischen Frauen, welche die Mammographie in Anspruch genommen haben und denen, die sie nicht in Anspruch genommen haben, analysiert. Im Anschluss erfolgt die Aufklärung darüber, wie häufig Brustkrebs vorkommt und welche verschiedenen Formen es von Brustkrebs gibt. Abschließend wird nochmal genauer auf falsch-negative sowie falsch-positive Befunde eingegangen (Vgl. Nationales Netzwerk Frauen und Gesundheit, 2011, S. 16-29). Alle Informationen sind in eine für medizinische Laien verständliche Sprache formuliert.

6.2 Faktenbox zur Brustkrebs-Früherkennung durch Mammographie-Screening

Die Faktenbox des Harding-Zentrums für Risikokompetenz untersucht den Nutzen und Schaden der Methode der Brustkrebs-Früherkennung durch das Mammographie-Screening. Es wurden acht Studien mit ca. sechs Tausend Frauen bezüglich der Teilnahme bzw. Nichtteilnahme am Mammographie-Screening, welche Frauen ab dem 40. Lebensjahr, der Großteil jedoch ab 50 Jahren einschließen, untersucht. Es wurden anschließend die Frauen, welche ca. 11 Jahre am Mammographie-Screening teilgenommen haben, denen gegenübergestellt, die nicht an dieser Untersuchung teilgenommen haben (Vgl. Harding-Zentrum für Risikokompetenz, 2019).

Von den Frauen, welche nicht Teil des Mammographie-Screenings waren, starben insgesamt fünf von Tausend Frauen innerhalb der 11 Jahre. Im Vergleich dazu starben vier von Tausend Frauen an Brustkrebs, welche in der Zeit regelmäßig am Mammographie-Screening teilgenommen haben. Schlussfolgernd lässt sich sagen, dass eine von Tausend Frauen durch die Teilnahme am Mammographie-Screening vor dem Versterben durch Brustkrebs geschützt werden konnte (Vgl. Harding-Zentrum für Risikokompetenz, 2019).

Von den Tausend Frauen, welche über 11 Jahre am Mammographie-Screening teilgenommen haben, wurde bei Hundert Frauen ein falsch-positiver Befund festgestellt und weitere nicht erforderliche Untersuchungen oder eine Biopsie durchgeführt. Fünf von den Tausend Frauen erhielten eine operative Behandlung durch die Entfernung der Brustdrüse nach der Diagnose eines nicht fortschreitenden Mammakarzinoms. Die Frauen, die nicht an dem Mammographie-Screening teilgenommen haben, wurden durch nicht stattfindende Diagnostik nicht mit Überdiagnosen oder Überbehandlung konfrontiert (Vgl. Harding-Zentrum für Risikokompetenz, 2019).

7 Diskussion

Viele Menschen besitzen bezüglich der Mammographie-Untersuchung und dem Mammographie-Screening nur oberflächliches Wissen. Besonders herrscht eine große Unsicherheit bezüglich der Teilnahme am Mammographie-Screening und was es damit genau auf sich hat (Vgl. Nationales Netzwerk Frauen und Gesundheit, 2011, S. 7). In einem systematischen Review, welches 12 Studien beinhaltet, wurde das Wissen und die Inanspruchnahme bezüglich dem Mammographie- und Zervixkarzinom-Screening untersucht. Dabei konnte herausgefunden werden, dass den meisten Frauen die mögliche Teilnahme an der Früherkennung bewusst ist. Des Weiteren konnten Risikofaktoren für die Entstehung von Brustkrebs benannt werden. Bezüglich des Nutzens von Screening-Verfahren und dem Auftreten von falsch-positiven und falsch-negativen Befunden herrschte jedoch Informationsbedarf. Im Jahr 2007 nahmen insgesamt 54 Prozent aller eingeladenen Frauen am Mammographie-Screening teil (Vgl. Dreier et al., 2012, S. 722). Zwischen den Jahren 2014 und 2017 hat die Teilnahmerate abgenommen. Im Jahr 2018 ist wieder ein leichter Anstieg zu verzeichnen mit insgesamt ca. 50 Prozent. Die Teilnahmerate hat sich demnach im Verlauf der Jahre leicht verringert, steigt tendenziell gesehen aber wieder an (Vgl. Kääb-Sanyal & Hand, 2020, S. 13).

Um Frauen über den Nutzen und die Risiken der Mammographie-Untersuchung und des Screening-Programms aufzuklären, sind Entscheidungshilfen sinnvoll. Entscheidungshilfen, wie beispielsweise von Härter oder dem Harding-Zentrum für Risikokompetenz, können bestehende Unsicherheiten seitens der Betroffenen beseitigen und eine fundierte Entscheidungsfindung vorantreiben. Für Frau K. sind die medizinischen Entscheidungshilfen elementar, da sie als medizinischer Laie kein breitgefächertes Wissen über dieses Untersuchungsverfahren aufweist. Die Recherche im Internet durch Frau K. versichert nicht, dass es sich bei der Auswahl ausschließlich um evidenzbasiertes

Informationsmaterial handelt. Oftmals bietet die Handsuche nicht die geballte Information, um fundiert Nutzen und Risiken gegeneinander abzuwägen. Das wachsende Angebot an Kommunikationsplattformen im Internet und den sozialen Medien verändert zunehmend die Art der Kommunikation und dient für die Betroffenen oftmals als Informationsquelle. Die Vielzahl an angebotenen Informationen über das Internet verfügen nicht alle über ausreichend Qualität und weisen teilweise auch Fehlinformationen auf. Fehlinformationen können die Abschätzung von Nutzen und Schaden bezüglich Früherkennungsuntersuchungen fälschlicherweise beeinflussen (Vgl. Dreher & Bickelhaupt, 2019, S. 6). Demnach sind medizinische Entscheidungshilfen wichtig, um eine umfassende Aufklärung sicherzustellen.

In einer RCT wurde die Teilnahmebereitschaft am Mammographie-Screening näher untersucht. Dabei wurden die Auswirkungen von faktenreichere und -ärmere Informationsbroschüren auf die Teilnahmebereitschaft analysiert. Folgend konnte festgestellt werden, dass der Einsatz der zwei unterschiedlichen Informationsbroschüren keinen Einfluss auf das Wissen und die Teilnahmebereitschaft hatten und die Broschüren nicht als Entscheidungshilfe betrachtet wurden. Als einen bedeutend größeren Einfluss auf die Teilnahmebereitschaft nannten fast die Hälfte der Frauen die Empfehlung der*des Ärzt*in und der Kontakt mit Brustkrebs im persönlichen Umfeld. Daraus lässt sich schließen, dass es an qualifizierten Beratungsgesprächen bedarf, welche untermauert sind durch fundierte Informationsmaterialien, um den Frauen eine informierte und bewusste Entscheidung für oder gegen die Teilnahme am Mammographie-Screening zu ermöglichen (Vgl. Gummersbach et al., 2015). Frau K. kamen nach dem Lesen der ausgehändigten Broschüre über die Früherkennung von Brustkrebs ebenfalls viele Fragen auf, welche in Form eines weiteren ärztlichen Beratungsgesprächs geklärt werden müssen.

Mitarbeitende des Gesundheitssystems spielen bei der Aufklärung über Früherkennungs-maßnahmen und -programmen eine zentrale Rolle. Oftmals fehlt jedoch auch in diesen Berufsgruppen das nötige Wissen dazu. Die Kommunikation mit den Patientinnen ist folgend zu diesem Thema eingeschränkt (Vgl. Dreher & Bickelhaupt, 2019, S. 6).

Brustkrebs stellt mit ca. 70 Tausend Neuerkrankungen in Deutschland die häufigste Krebserkrankung der Frau dar (Vgl. RKI, 2021). Folglich muss die Bevölkerung über Vorsorgeuntersuchungen sowie diagnostische Maßnahmen umfassend aufgeklärt werden. Die Aushändigung von Informationsmaterial, wie beispielsweis Entscheidungshilfen oder auch Patientenleitlinien, in gynäkologischen Praxen müssen in Kombination mit einem angebotenen Arztgespräch stehen. Die Kombination aus Informationsmaterial und das Angebot der Nachbesprechung sind elementar, um aufkommende Fragen und Unsicherheiten seitens der Frauen mit einer Fachperson zu besprechen. Frauen müssen nicht zwangsläufig bei Fragen auf das Internet zurückgreifen und sind damit in ihrer Entscheidungsfindung nicht durch eventuelle Fehlinformationen gefährdet. Dieses Angebot ist für Frauen relevant, welche beispielsweise einen auffälligen Tastbefund oder eine erbliche Belastung haben sowie kurz vor dem 50. Lebensjahr stehen. Der Expertenkonsens der S3-Leitlinie hat unterstrichen, dass die Aufklärung und Beratung nicht ausschließlich in Textform mittels Entscheidungshilfen, sondern zusätzlich das Angebot eines ärztlichen Gesprächs sinnvoll ist, um die Bedürfnisse der Patientinnen zu decken und eine PEF zu ermöglichen (Vgl. Leitlinienprogramm Onkologie (DKG, DKH, AWMF), 2021, S. 35).

Mit zunehmendem Alter gehen Frauen teilweise nicht mehr regelmäßig zur*zum Gynäkolog*in (Vgl. Baermann, 2014). Dementsprechend muss ebenfalls Aufklärung über die Wichtigkeit von Vorsorgeuntersuchungen jeglicher Art in Hausarztpraxen mit der Erinnerung, die*den Gynökolog*in in regelmäßigen Abständen aufzusuchen, stattfinden. Des Weiteren muss unbedingt über die Häufigkeit von falsch-positiven Befunden aufgeklärt werden, um einen bewussteren und informierten Umgang damit zu erzielen.

Im Krankenhaus stellt das Pflegepersonal oftmals den Ansprechpartner und die Vertrauensperson für die Betroffenen dar. Die Visiten der Ärzt*innen am Patientenbett reichen häufig nicht, aus um alle aufkommenden Fragen zu klären. Vermehrt treten die Fragen und Unsicherheiten erst im Nachhinein auf. Die zeitlichen Ressourcen der Ärzt*innen sind für weiterführende Gespräche oft begrenzt. Dementsprechend wird sich der Rat beim Pflegepersonal eingeholt. Das Pflegepersonal im Krankenhaus muss demnach ein umfassendes Wissen über Früherkennungsmaßnahmen und Screening aufweisen. Im Gespräch mit den Betroffenen sollten dabei Informationen gewählt werden, welche qualitativ-hochwertig und evidenzbasiert sind. Bei der Recherche sollte auf Evidenz durch z.B. die Auswahl hochwertiger und aktueller Studien bzw. Forschungsergebnissen geachtet werden. Informationen, welche eine hohe Evidenz aufweisen, weisen ebenfalls eine hohe Qualität aus (Vgl. Stehr & Link, 2018, S. 173). Die Vorbereitung auf solche Situationen stellt eine zentrale pädagogische Aufgabe an Pflegefachschulen, welche angehende Fachkräfte ausbilden, dar. Auszubildende müssen dabei aufgeklärt werden, wie und wo evidenzbasiertes Wissen eingeholt werden kann, welche Entscheidungshilfen es gibt, wie Betroffene aufgeklärt werden müssen, um eine informative Entscheidungsfindung gewährleisten zu können und welche Aufgaben dabei den Pflegefachkräften zukommen. Das Pflegepersonal hat nicht die Aufgabe Entscheidungen für Betroffene zu treffen oder diese abzunehmen. Jedoch ist es ihre Aufgabe sie fundiert aufzuklären und die auftretenden Unsicherheiten aufzufangen, um Betroffenen den Weg zur partizipativen Entscheidung zu ermöglichen.

8   Fazit

Das Modell der PEF wird von Patientinnen und Ärzt*innen als sehr positiv erachtet. Eine patientenzentrierte Grundhaltung seitens der Ärzt*innen sowie Offenheit und das individuelle Eingehen auf die Bedürfnisse der Betroffenen sind dabei unabdingbar (Vgl. Bieber et al., 2016, S. 197, 199). PEF spielt besonders in der Onkologie eine entscheidende Rolle. Aufgrund des wachsenden wissenschaftlichen Fortschrittes im medizinischen Bereich nimmt die Auswahl an diagnostischen Möglichkeiten sowie Behandlungsoptionen stetig zu (Vgl. Bieber et al., 2016, S. 1976; Vgl. Scholl & Hahlweg, 2021, S.383). Die Entscheidung für oder gegen spezielle Maßnahmen in der Krebsversorgung können einen erheblichen Einfluss auf das zukünftige Leben der Patientinnen nehmen (Vgl. Scholl & Hahlweg, 2021, S.383). Dies unterstreicht die Wichtigkeit der Implementierung von PEF im sowohl klinischen Setting als auch in Arztpraxen. Der Einsatz von evidenzbasierten medizinischen Entscheidungshilfen unterstützen Ärzt*innen als auch Betroffene in der PEF (Vgl. Scholl & Hahlweg, 2021, S.382-383). Ärzt*innen im klinischen Setting sowie in Praxen sind oftmals einem enormen Zeitdruck ausgesetzt. Die zeitlichen Ressourcen fehlen, um den Bedürfnissen der Patientinnen immer gerecht werden zu können (Vgl. Bieber et al., 2016, S. 197-198). Folgend werden die Pflegefachkräfte für die Betroffenen vermehrt als Ansprechpartner betrachtet, da sie mehr Zeit am Patientenbett verbringen. Pädagog*innen an Pflegefachschulen haben dabei die Aufgabe, angehende Pflegefachkräfte auf die evidenzbasierte Praxis vorzubereiten und die Umsetzung von PEF zu lehren. Für die Implementierung von PEF in Gesundheits-einrichtungen ist die volle Unterstützung auf Leitungsebene notwendig. Des Weiteren müssen Schulungen, Weiterbildungen sowie Coaching zur PEF und dem Einsatz von medizinischen Entscheidungshilfen für Pflegefachkräfte, Ärzt*innen sowie weiteren an der Versorgung beteiligten Berufsgruppen angeboten werden (Vgl. Scholl & Hahlweg, 2021, S.383-384). Die Entscheidungen, die Betroffene innerhalb der PEF treffen, müssen in jedem Fall akzeptiert werden. Es muss jedoch sichergestellt werden, dass die Betroffenen umfassend aufgeklärt und informiert wurden, sodass davon ausgegangen werden kann, dass es sich um eine bewusste Entscheidung für oder gegen eine medizinische Maßnahme handelt.

III. Literaturverzeichnis

Albert, U.-S., Fehm, T., Fey, H., Gebhardt, M., Hübner, J., Jurmeister, P., Roncarati, R. & Wöckel, A. (2018). Leitlinienprogramm Onkologie: *Patientenleitlinie: Brustkrebs im frühen Stadium.* Abgerufen am: 03.05.2022, von: https://www.leitlinienprogramm-onkologie.de/fileadmin/user_upload/Downloads/Patientenleitlinien/Patientenleitlinie_Brustkrebs_im _fruehen_Stadium_1820010.pdf

ÄZQ (2021). *Leitlinien.* Abgerufen am: 03.05.2022, von: https://www.leitlinien.de/hintergrund/leitliniengrundlagen

Baermann, F. (2014). *Auch im Alter wichtig: Der Besuch beim Frauenarzt.* In: Aachener Zeitung. Abgerufen am: 14.05.2022, von: https://www.aachener-zeitung.de/ratgeber/gesundheit/auch-im-alter-wichtig-der-besuch-beim-frauenarzt_aid-26072655

Bieber, C., Gschwendtner, K., Müller, N. & Eich, W. (2016). *Partizipative Entscheidungsfindung (PEF) – Patient und Arzt als Team: Shared Decision Making (SDM) – Patient und Physician as a team.* In: Psychotherapie, Psychosomatik, medizinische Psychologie 2016. 66(5), 195-207. Springer. DOI: http://dx.doi.org/ 10.1055/s-0042-105277

Bundesministerium für Gesundheit (2016). *Mammographie-Screening.* Abgerufen am: 09.05.2022, von: https://www.bundesgesundheitsministerium.de/service/begriffe-von-a-z/m/mammographie-screening.html

DKG (2017a). *Wie häufig ist Brustkrebs?.* Abgerufen am: 10.05.2022, von: https://www.krebsgesellschaft.de/onko-internetportal/basis-informationen-krebs/krebsarten/brustkrebs-definition-und-haeufigkeit.html

DKG (2017b). *Brustkrebs – Ursachen und Risikofaktoren.* Abgerufen am: 02.05.2022, von: https://www.krebsgesellschaft.de/onko-internetportal/basis-informationen-krebs/krebsarten/brustkrebs/ursachen-und-risikofaktoren.html

DKG (2018). *Brustkrebs bei Männern: Entstehung, Symptome, Diagnose und Therapie.* Abgerufen am: 18.05.2022, von: https://www.krebsgesellschaft.de/onko-internetportal/basis-informationen-krebs/krebsarten/brustkrebs/brustkrebs-bei-maennern.html

DKH (2022). *Brustkrebs.* Abgerufen am: 01.05.2022, von: https://www.krebshilfe.de/informieren/ueber-krebs/krebsarten/brustkrebs/

Dreher, C. & Bickelhaupt, S. (2019). *Früherkennung und Screening für die onkologische Prävention.* In: Der Onkologe 2020. 26:4-13. Springer. DOI: https://doi.org/10.1007/s00761-019-00686-5

Dreier, M., Borutta, B., Töppich, J., Bitzer, E. M. & Walter, U. (2012). *Früherkennung von Brust- und Gebärmutterhalskrebs – ein systematischer Review zu Wissen, Einstellungen und Inanspruchnahmeverhalten der Frauen in Deutschland.* In: Gesundheitswesen 2012. /4(11): 722-235. Thieme. DOI: 10.1055/s-0031-1286271

Gummersbach, E., Schmitten, J.,Mortsiefer, A., Abholz, H.-H., Wegscheider, K. & Pentzek, M. (2015). *Teilnahmebereitschaft am Mammographie-Screening: Ergebnisse einer randomisierten kontrollierten Fragebogenstudie zur Rezeption einer neuen Informationsbroschüre.* In: Deutsches Ärzteblatt 2015; 112: 61-8. DOI: 10.3238/arztebl.2015.0061

Harding-Zentrum für Risikokompetenz (2019). *Brustkrebs-Früherkennung durch Mammographie-Screening.* Abgerufen am: 12.05.2022, von: https://www.hardingcenter.de/de/krebs-frueherkennung/brustkrebs-frueherkennung-durch-mammographie-screening

Heim, T. M. (2018). *Mastektomie: Einschnitt ins Körperbild.* In: Im Focus Onkologie 21, 74 (2018). DOI: https://doi.org/10.1007/s15015-018-4176-7

Heindel, W., Bock, K., Hecht, G., Heywang-Köbrunner. S., Kääb-Sanyal, V., Siegmann-Luz, K. & Weigel, S. (2021). *Systematische und qualitätsgesicherte Früherkennung des sporadischen Mammakarzinoms: Update Screening-Effekte und wissenschaftliche Studien.* In: Der Radiologe 2021. 61:126-136. DOI: https://doi.org/10.1007/s00117-020-00803-1

IQWiG (2020). *Was sind Leitlinien?.* Abgerufen am: 03.05.2022, von: https://www.gesundheitsinformation.de/was-sind-leitlinien.html

Jerosch, J. & Linke, C. (2016). *Patientenzentrierte Medizin in Orthopädie und Unfallchirurgie: Lösungen für Patientenorientierung, Qualität und Wirtschaftlichkeit.* Springer. DOI: 10.1007/978-3-662-48081-6

Junkermann, H. (2017). *Nutzen und Risiken des Mammographiescreenings.* In: Der Onkologe 2017. 23:422-428. Springer. DOI: DOI 10.1007/s00761-017-0204-z

Kääb-Sanyal, V. & Hand, E. (2020). *Jahresbericht Evaluation 2018: Deutsches Mammographie-Screening-Programm.* Abgerufen am: 13.05.2022, von: https://fachservice.mammo-programm.de/download/evaluationsberichte/Jahresbericht-Evaluation_2018.pdf

Kooperationsgemeinschaft Mammographie (2022). *Was ist das Mammographie-Screening-Programm.* Abgerufen am: 09.05.2022, von: https://www.mammo-programm.de/was-ist-das-mammographie-screening-programm/methoden-im-uberblick/

Krege, S., Schmidt, S., Ribal, M. & Plass, K. (2021). *Leitlinien – ein europäisches Projekt.* In: Der Urologe 2021. 60:1117-1124. Springer. DOI: https://doi.org/10.1007/s00120-021-01604-7

Leitlinienprogramm Onkologie (DKG, DKH, AWMF) (2021). *Interdisziplinäre S3-Leitlinie für die Früherkennung, Diagnostik, Therapie und Nachsorge des Mammakarzinoms: Leitlinie (Kurzversion).* Abgerufen am: 09.05.2022, von: https://www.awmf.org/uploads/tx_szleitlinien/032-045OLk_S3_Mammakarzinom_2021-07_1.pdf

Mühlhauser, I. (2013). *Screening auf Brustkrebs/Mammografie-Screening.* In: Deutsche Zeitschrift für Onkologie 2013. 45:80-85.

Nationales Netzwerk Frauen und Gesundheit (2011). *Brustkrebs Früherkennung: Informationen zur Mammografie: Eine Entscheidungshilfe.* Abgerufen am: 12.05.2022, von: http://www.patient-als-partner.de/media/brustkrebsfrueherkennung2011.pdf

Reuter, K., Loh, A. & Härter, M. (2009*). Patienten als Partner in der Onkologie – Chancen der Partizipativen Entscheidungsfindung.* In: Koch, U. & Weis, J. (Hrsg.). Psychoonkologie: Eine Disziplin in der Entwicklung. Hogrefe.

RKI (2021). *Zentrum für Krebsregisterdaten: Brustkrebs (Mammakarzinom).* Abgerufen am: 10.05.2022, von: https://www.krebsdaten.de/Krebs/DE/Content/Krebsarten/Brustkrebs/brustkrebs_node.html

Scholl, I. & Hahlweg, P. (2021). *Patient:innenzentrierung und partizipative Entscheidungsfindung.* In: Forum 5 2021. 36:380-386. Springer. DOI: https://doi.org/10.1007/s12312-021-00983-4

Stehr, P. & Link, E. (2018). *Evidenzbasierte Gesundheitsinformationen und informierte Patientenentscheidung am Beispiel des Mammographie-Screenings.* DOI: https://doi.org/10.5771/9783845291963-167

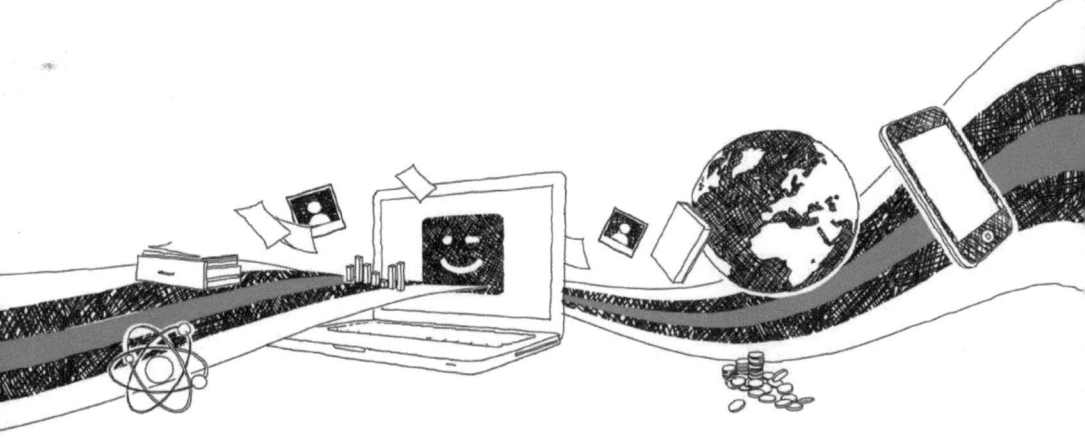
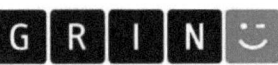